# 郑润杰颈肩肘腰腿疾病推拿与运动疗法图解

郑润杰　张　雄　编著

中国中医药出版社

·北　京·

**图书在版编目（CIP）数据**

郑润杰颈肩肘腰腿疾病推拿与运动疗法图解／郑润杰，
张雄编著 . —北京：中国中医药出版社，2020.10
ISBN 978-7-5132-6420-4

Ⅰ.①郑… Ⅱ.①郑… ②张… Ⅲ.①颈肩痛-推拿-图解
②腰腿痛-推拿-图解 ③颈肩痛-运动疗法-图解
④腰腿痛-运动疗法-图解 Ⅳ.①R274.91-64

中国版本图书馆 CIP 数据核字（2020）第 177172 号

---

**中国中医药出版社出版**

北京经济技术开发区科创十三街 31 号院二区 8 号楼
邮政编码 100176
传真 010-64405750
河北省武强县画业有限责任公司印刷
各地新华书店经销

开本 880×1230 1/32 印张 3.75 字数 82 千字
2020 年 10 月第 1 版 2020 年 10 月第 1 次印刷
书号 ISBN 978-7-5132-6420-4

定价 29.00 元
网址 www.cptcm.com

社 长 热 线 010-64405720
购 书 热 线 010-89535836
维 权 打 假 010-64405753

微信服务号 zgzyycbs
微商城网址 https://kdt.im/LIdUGr
官 方 微 博 http://e.weibo.com/cptcm
天猫旗舰店网址 https://zgzyycbs.tmall.com

如有印装质量问题请与本社出版部联系（010-64405510）

# 编 委 会

顾　问　肖鲁伟

编　著　郑润杰　张　雄

整　理　(按姓氏笔画排序)

　　　　万爱雪　李萍萍　杨文慧

　　　　陈　毅　郑舒心　骆国钢

# 内容提要

　　本书详述了人体的站姿、走姿、坐姿、睡姿；并对脊柱、颈椎、肩关节、肘关节、腰椎、膝关节、踝关节的正常外观形态、正常活动范围进行描述；着重介绍了颈肩肘腰腿疾病推拿与运动疗法的适应证、注意事项，重点描述了颈肩肘腰腿疾病推拿与运动疗法的操作和要领，同时配以大量的插图，便于读者掌握和应用。本书供骨伤科、推拿科、康复科医务人员和中医药爱好者阅读参考。

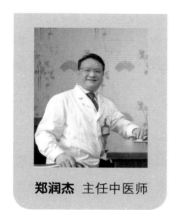

**郑润杰** 主任中医师

　　郑润杰，男，主任中医师，现任浙江省瑞安市中医院大骨伤科主任。浙江省杏林工程领军人才、浙江省名中医、浙江省中医临床技术骨干、温州市名中医和瑞安市名中医，全国基层名老中医药专家传承工作室、温州市名中医传承工作室指导老师，曾受聘为北京中医药大学特聘临床专家，曾任瑞安市中医院副院长，曾连续担任6届瑞安市政协常务委员。荣获瑞安市人民政府颁发的"技术拔尖人才"、温州市人民政府颁发的"行风先进个人"称号。

　　现担任中国中医药研究促进会外治分会副主任委员、世界中医药学会联合会脊柱健康分会常务理事、中华中医药学会治未病分会委员、浙江省中医药学会整脊分会副主任委员和骨伤分会委员、浙江省中西医结合学会风湿病专业委员会委员。

　　擅长闭合整复骨折、火针治疗痛风，运用经验方配合手法及功能锻炼治疗颈、腰椎间盘突出症，半月板损伤，疑难骨折，无菌性骨坏死等疾病。在疑难骨折的治疗上具有自己独特的治疗手法和见解，采用掌压法加压力垫夹板固定治疗桡骨远端骨折与肱骨髁上骨折取得了良好的疗效。主持厅局级课题 1 项、地市级课题 3 项；发表学术论文 40 余篇和文章若干篇，其中《越肩带硬纸壳绷带围胸固定肋骨骨折》在首届医圣杯国际中医药学术著作和论文评奖中荣获二等奖，《捻刺法无痛治疗甲下血肿》荣获 1995 年全国医学著作成果二等奖，文章《找准自己的路——石氏伤科外用药精粹》在2015 年 "悦读中医之星" 活动中荣获 "中医之星奖"；编著出版了《郑润杰骨伤科学术经验集》《中西医临床诊疗全书·骨科分册》《魏氏伤科手法治疗图解》及科普专著《健康与我们渐行渐近》，并由中国中医药出版社出版了《腰椎保健按摩挂图》《颈椎保健按摩挂图》等挂图 4 幅。

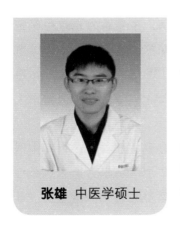

**张雄** 中医学硕士

张雄，男，中医学硕士，主治中医师。2014 年毕业于天津中医药大学针灸七年制专业，现就职于浙江省瑞安市中医院针灸科。曾发表《镇肝熄风汤治愈中风狂躁症 1 例》《围刺法治疗中风后踝关节功能障碍 38 例》 等多篇论文，参与编写《颈椎保健按摩挂图》 等多幅挂图。

推拿疗法是中医学宝库的重要组成部分。当今世界，非药物疗法以其无毒、无副作用而为人们所信赖。推拿疗法是一种颇具中医特色的非药物疗法。诚如《医宗金鉴》所说"诚以手本血肉之体，其宛转运用之妙，可以一己之卷舒，高下疾徐，轻重开合，能达病者之血气凝滞，皮肉肿痛，筋骨挛折，与情志之苦欲也"，可见推拿手法为伤科治疗之要法。

1978 年我就读于浙江省统招五年制中医班，后又有幸得诸多名师指点。如瑞安市名中医郑中坚老师对中医内科知识的倾囊相授，又如温州医科大学附属第一医院狄任农老师及附属第二医院池永龙老师有关骨科知识的悉心指导；2002 年在浙江省中医院跟随潘子毅、肖鲁伟、华江教授进修学习。这些经历无不使我丰满了双翼。

而随着工作、娱乐方式的电子化和老龄化时代的到来，颈肩肘腰腿痛已成为骨伤科患者就诊最常见的主诉之一。我在从医 42 年的临床实践中发现患者若对疾病加以重视，提前锻炼和预防，就可以减缓甚至阻挡其发展，减少痛苦。本人坐诊特别忙，骨伤科患者络绎不绝，日门诊量最高能达 130 余人次。正所谓"七分手法三分药"，我想多方面指导患者锻炼的方法，可是最后把自己累到喉咙哑，却收效甚微。古语曰"授人以鱼，不如授人以渔"。为了减少广大群众的颈肩肘腰腿痛的出现，我以 42 年来的临床经验结合部分首创的运动疗法，精心琢磨，编辑成册，告知大家正确的姿势、正确的生活习惯，指导患者在家进行推拿与运动疗法，给社会带来福音。

防胜于治，提倡治未病是中医的一大特色。据有关资料统计，颈肩肘腰腿痛这类疾病，更多来讲是一种生活方式病。2018 年 1 月 13 日在福建厦门举行的"2017 治未病高峰论坛"上，张伯礼院士语重心长地说："加强对治未病的支持。中医讲治未病，是指从细微处调理身体，用健康的生活方式，让人达到最佳的状态。"而我们这本《郑润杰颈肩肘腰腿疾病推拿与运动疗法图解》正是贯彻张院士推广治未病的理念。本书深入浅出，图文并茂，用最通俗的方式向大家介绍怎么拥有健康的生活方式，如何从细微处调理我们的身体，预防疾病。


浙江省名中医
全国基层名老中医药专家传承工作室指导老师　郑润杰
浙江省中医临床技术骨干

2020 年 5 月

# 前　言

随着现代生活方式的转变，人们日常大部分时间被电脑、手机占据，久坐、缺乏锻炼等不良生活习惯导致颈肩肘腰腿痛等现象非常普遍。据世界卫生组织数据显示，颈肩肘腰腿痛已成为困扰全世界约 10 亿人的常见慢性病，并且呈现越来越年轻化的趋势。中医学源远流长，中医推拿与运动疗法在治疗颈肩肘腰腿痛方面有独特的优势。

推拿疗法是中国起源很早的一种治病防病的方法，具体运用推、拿、按、摩、揉、捏、点、拍等形式多样的手法，以达到疏通经络、调和阴阳等疗效；运动疗法古称"导引"，意为"导气令和，引体令柔"，是我国古代的呼吸运动与肢体运动相结合的一种养生术。推拿与运动疗法操作简单、方便、高效又无不良反应，越来越被当今社会所认可。

本书内容共分 10 章，插图一百多幅，图文并茂，详细介绍了颈肩肘腰腿的正常生理活动范围和推拿与运动疗法，其方法简便易行、安全可靠，可供基层医务人员和广大群众阅读参考。

参加本书编写者多为长期从事此类疾病基础与临床研究的专家、学者。希望通过本书的出版能与同道共披，在各个年龄段的人群中推广普及，让中医造福大众健康。由于编者知识面局限和编撰时间仓促，疏漏和错误之处在所难免，恳请同道予以斧正，以便再版时修订提高。

编委会

2020 年 6 月

# 目　录

# 上篇

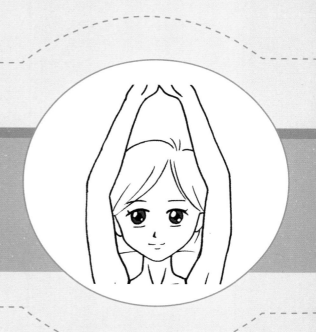

# 第一章

# 行立坐卧的正确姿势

　　说起行立坐卧那些事儿，人人都说"我会"，但问起其中的技巧却很少有人知晓。行立坐卧是每个人日常的四件事，若能"行如风，立如松，坐如钟，卧如弓"，如《周易》所云"动则生阳，静则生阴"，则可防病健身。

　　行立坐卧得法与否，收效大不同，在日常学习、工作、生活中能行走从容、站姿挺拔、坐姿端正、卧姿优雅，不仅可以体现个人素养良好、态度严谨、精明干练、诚实可靠，同时也能有效地促进身心健康。因此一方面要注意姿势威仪，另一方面保持一种姿势时间不可太长，如《黄帝内经》云"久卧伤气，久坐伤肉，久立伤骨，久行伤筋"，在行立坐卧中应动静结合、身心兼修，久立者宜卧，久卧者宜行，久行者宜坐，久坐者宜动，明朝袁了凡云："坐禅者，调和气息，收敛元气，只要心定心细心闲耳。今不得坐，须于动中习存，应中习止……一切运用，皆务端详闲泰，勿使有疾言遽色。虽不坐，而时时细密，时时安定矣。如此收心，则定力易成。"

　　行立坐卧的技巧作为促进健康的一项基本技能，人人要学习、人人要掌握，并且要如《童蒙止观》所云"不计日月，常习不废"，方可达到"阴平阳秘，精神乃治"，身体康健之境地。下面就介绍下如何摆正自己的姿势。

## 一、正确的站姿

两眼平视，下颌微收，两肩自然平齐，胸部挺起，腰背平直，腹部内收，两臂自然下垂，两腿直立，小腿微收，两足距离约与骨盆宽度相同，双下肢用力均衡自然，避免膝盖发僵或过分用力。从侧面看，耳朵、肩膀、髋关节和膝关节的中心、脚踝的前面应成一条直线。见图 1-1。不正确的站姿见图 1-2。健康人连续站立约半小时后应活动一下。

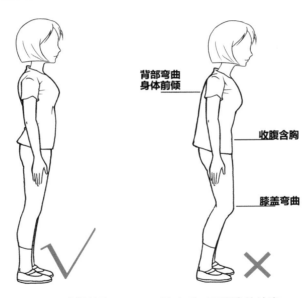

背部弯曲
身体前倾

收腹含胸

膝盖弯曲

图 1-1　正确的站姿　　　图 1-2　不正确的站姿

## 二、正确的走姿

双目前视，下颌微收，胸部略微前挺，背部挺直，腹部内收，臀部稍用力，双手下垂一前一后自然摆动，跨步均匀，迈出的前脚足跟先着地，后脚以踇趾蹬地，步伐稳健。见图 1-3。
不正确的走姿见图 1-4。平常人每天行走时间以 30~40 分钟
为佳。

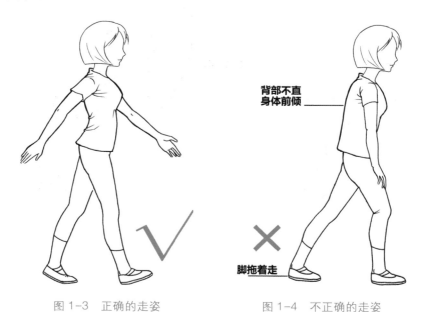

背部不直
身体前倾

脚拖着走

图 1-3　正确的走姿　　　　　图 1-4　不正确的走姿

### 三、正确的坐姿

上身挺直，收腹，下颌微收，左、右大腿大致平行，双腿轻
轻分开，两足平放在地面上，并让髋关节和膝关节处基本上成直
角，腰背尽量紧贴倚靠于椅背，手轻放在大腿上。如果可能，在
双足下垫上脚垫或脚凳，使膝关节微微高出髋部。见图 1-5。不
正确的坐姿见图 1-6。正常人一般每坐 45 分钟后应起身活动 5~
10 分钟。

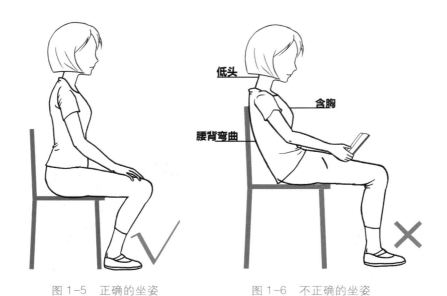

图 1-5　正确的坐姿　　　　　　　　　图 1-6　不正确的坐姿

## 四、正确的睡姿

### 1. 正确侧卧位

以右侧卧位为主，脊柱、两臂自然弯曲，膝关节、髋关节微屈（臀部以上伸直，臀部以下弯曲），枕头的高度以自身握拳高度为准。见图 1-7。

### 2. 正确仰卧位

枕头的高度以自身握拳高度为准，将前臂置于身体两侧，用坐垫放于小腿下面，膝关节微屈，保持脊柱的自然曲线。见图 1-8。不正确的睡姿见图 1-9。

一般人在睡眠过程中每 2 小时会自行改变体位。

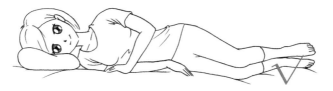

图 1-7　正确侧卧位睡姿

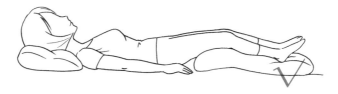

图 1-8　正确仰卧位睡姿

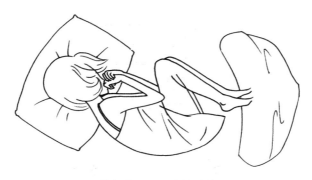

图 1-9　不正确的睡姿

● 选用合适的枕头

枕头材质以质地柔软、吸水防潮的棉质类为佳；大小最好超过肩宽 10~20cm，高度以压缩后略高于自己的拳头高度、一般为 10~15cm 为宜。枕头不宜过高或过低。不建议不用枕头。枕芯以木棉、荞麦皮为好，装填要适当，以保持一定的硬度和弹性。

# 第二章

# 颈肩肘腰腿正常外观形态及活动范围

## 一、颈椎的正常外观形态和活动范围

颈椎的正常外观为颈部直立，两侧对称，无明显短缩，局部不红肿，感觉正常，无压痛，无叩击痛，屈伸转动自如。颈椎，从前向后看是直的，从侧面看有一个向前凸的生理曲度。见图 2-1。

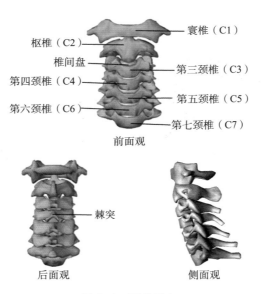

寰椎（C1）
枢椎（C2）
椎间盘
第三颈椎（C3）
第四颈椎（C4）
第五颈椎（C5）
第六颈椎（C6）
第七颈椎（C7）
前面观

棘突

后面观　　　　　侧面观

图 2-1　颈椎形态

　　脊柱颈段活动范围：中立位为面部向前，双眼平视；前屈正常为35°~45°，下颌可接触胸骨柄；后伸正常为35°~45°，视线可直视屋顶；左右侧屈每侧可达45°左右，即耳垂可接触耸起的肩部；左右旋转每侧为60°~80°，即下颌可接触耸起的肩部。见图2-2~图2-7。

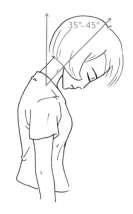

图 2-2　颈椎正常前屈

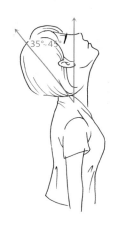

图 2-3　颈椎正常后伸

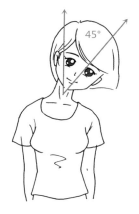

图 2-4　颈椎正常左侧屈

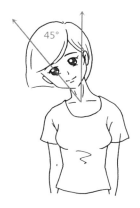

图 2-5　颈椎正常右侧屈

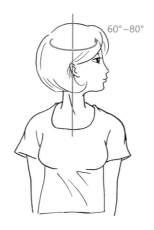
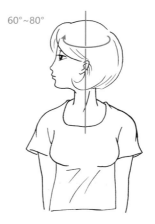

图2-6　颈椎正常左旋转　　　　图2-7　颈椎正常右旋转

## 二、肩关节的正常外观形态和活动范围

肩关节呈半圆形，外观丰满，双侧对称，周围不红肿，感觉正常，无压痛，无叩击痛，各功能活动不受限。肩部前面为突出的锁骨，轮廓呈"一"字形；肩部后面突出的骨性标志为肩胛骨，呈三角形。见图2-8~图2-12。

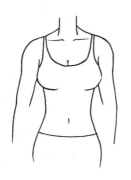
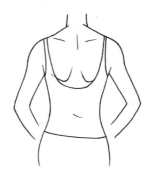

图2-8　肩部前面观　　　　图2-9　肩部后面观

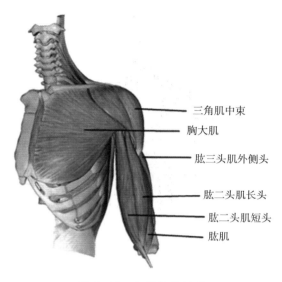

图 2-10　肩关节前面观

- 三角肌中束
- 胸大肌
- 肱三头肌外侧头
- 肱二头肌长头
- 肱二头肌短头
- 肱肌

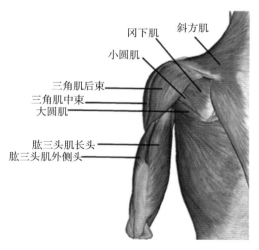

图 2-11　肩关节后面观

- 斜方肌
- 冈下肌
- 小圆肌
- 三角肌后束
- 三角肌中束
- 大圆肌
- 肱三头肌长头
- 肱三头肌外侧头

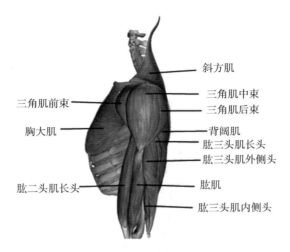

图 2-12　肩关节外侧观

斜方肌
三角肌中束
三角肌后束
三角肌前束
胸大肌
背阔肌
肱三头肌长头
肱三头肌外侧头
肱二头肌长头
肱肌
肱三头肌内侧头

　　正常人取站立位，两眼平视，将手分别从同侧伸到颈后，手指能够触摸到对侧肩胛骨内上角。见图 2-13。

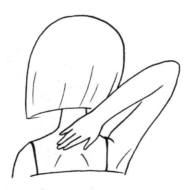

图 2-13　肩关节正常活动范围 1

　　正常人取站立位，两眼平视，将两上肢外展到 90°，肘关节伸直，两上肢继续向上举，两手举至头顶上方，两手掌合拢，十指相互接触。见图 2-14。

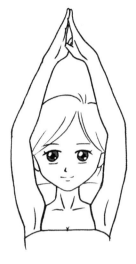

图 2-14　肩关节正常活动范围 2

　　正常人取站立位，两眼平视，将两手置于颈后，十指交叉，两肘部向后外展，两肘尖连线与头部呈 90°。见图 2-15。

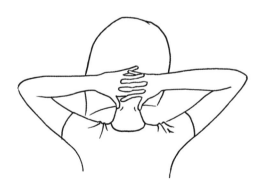

图 2-15　肩关节正常活动范围 3

　　正常人取站立位，两眼平视，将手分别从同侧后伸绕到背后，尽量上抬，能够触摸到对侧肩胛骨下角。见图 2-16。

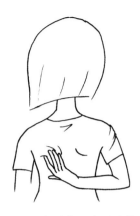

图 2-16　肩关节正常活动范围 4

正常人取站立位，两足与肩同宽，两眼平视，双上肢从前下向上举，掌心向前，能够上举到 170°～180°，然后双上肢回落后伸，可达 45°。见图 2-17、图 2-18。

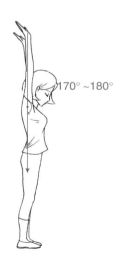

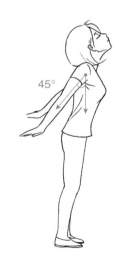

图 2-17　肩关节正常活动范围 5　　　　图 2-18　肩关节正常活动范围 6

### 三、肘关节的正常外观形态和活动范围

肘关节的正常外观：双侧对称，周围不红肿，感觉正常，无压痛，无叩击痛，各功能活动不受限。见图 2-19～图 2-23。

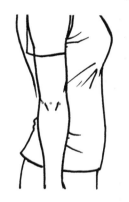

图 2-19　肘关节伸直外观

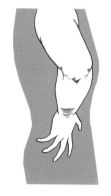

图 2-20　肘关节屈曲外观

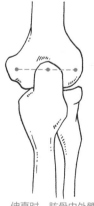

伸直时，肱骨内外髁和尺骨鹰嘴同在一直线上

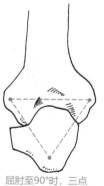

屈肘至90°时，三点成一等腰三角形

图 2-21　肘关节解剖示意图

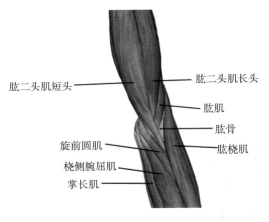

肱二头肌短头

肱二头肌长头

肱肌

肱骨

旋前圆肌

肱桡肌

桡侧腕屈肌

掌长肌

图 2-22　肘关节内侧观

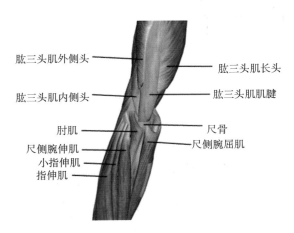

肱三头肌外侧头

肱三头肌长头

肱三头肌内侧头

肱三头肌肌腱

肘肌

尺骨

尺侧腕伸肌

尺侧腕屈肌

小指伸肌

指伸肌

图 2-23　肘关节外侧观

　　屈曲：屈曲就是弯胳膊，范围是 135°～150°。一般胳膊弯过来，手指可以轻松地搭在肩上，肘关节的屈曲就到位了。伸展：就是伸直胳膊，呈一条直线的时候，就是 0°。很多人存在过伸，就是比 0°再伸直一些，范围是 10°～15°。胳膊夹紧贴在身体两侧，肘弯成 90°，手握拳竖起大拇指，大拇指正好指向上，就是 0°位。旋前：就是旋转小臂让手心向下，为 80°～90°。旋后：和旋前相反方向旋转，让手心向上，为 80°～90°。见图 2-24～图 2-27。

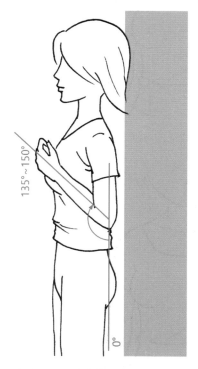

图 2-24　肘关节正常活动范围 1

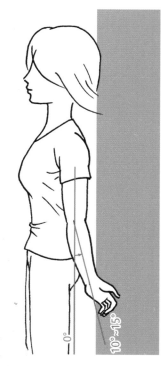

图 2-25　肘关节正常活动范围 2

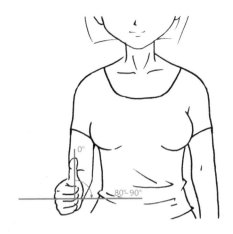

图 2-26　肘关节正常活动范围 3

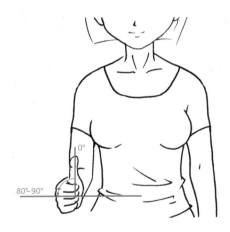

图 2-27　肘关节正常活动范围 4

## 四、腰椎的正常外观形态和活动范围

腰椎从侧面看存在略前凸的生理曲度。从后面看，腰椎棘突连线位于正中线。腰部前屈、后伸、侧弯、旋转运动无受限。站立时，逐个触诊腰椎棘突无压痛、畸形。腰椎两侧肌肉呈对称性隆起，中央呈现一条纵行沟状。见图 2-28、图 2-29。

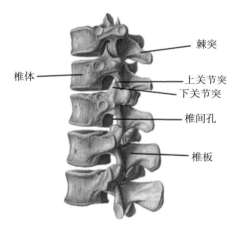

棘突
椎体
上关节突
下关节突
椎间孔
椎板

图 2-28　腰椎侧面观

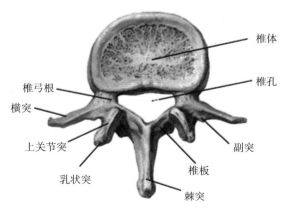

椎体
椎弓根
椎孔
横突
上关节突
副突
乳状突
椎板
棘突

图 2-29　腰椎横截面观

　　脊柱腰段活动范围中立位不易确定，一般以伸直位为中立位，前屈正常可达 60°~90°，但角度的测定不易准确，可与年龄相仿的正常人应有的运动范围做比较，并注意脊柱腰段的曲度；后伸一般可达 20°~30°，注意胸及腰段脊柱弯度改变的程度；侧屈即向左及向右的侧屈度，正常为 30°~45°；旋转即脊柱左右旋转的程度，应根据旋转后两肩连线与骨盆横径所成角度计算，正常约 30°。见图 2-30~图 2-35。

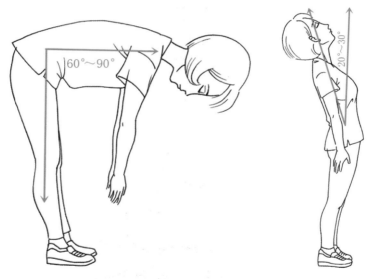

图 2-30　腰椎正常前屈　　　　图 2-31　腰椎正常后伸

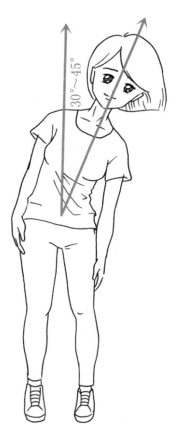

图 2-32　腰椎正常左侧屈

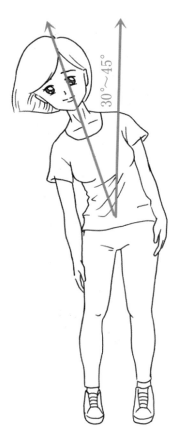

图 2-33　腰椎正常右侧屈

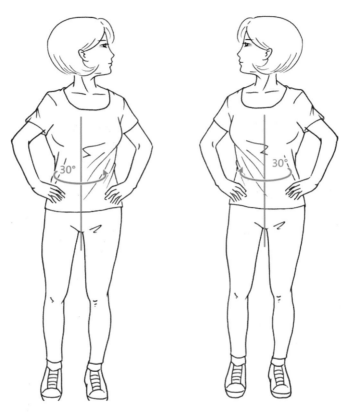

图2-34　腰椎正常左旋转　　　图2-35　腰椎正常右旋转

## 五、膝关节的正常外观形态和活动范围

双膝关节对称，周围不红肿，感觉正常。无压痛、叩击痛，无弹响，无僵硬感，无畸形，无打软腿。健康的膝关节能够自由活动，行走、上下楼梯、下蹲和起立转身时没有任何疼痛，在休息时也没有不适感。膝部前面为突出的髌骨，呈圆形；膝部后面的菱形凹陷为腘窝。见图2-36~图2-39。

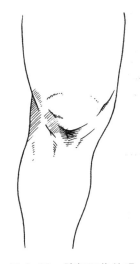 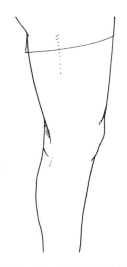

图 2-36　膝部正位外观　　　　　　　　图 2-37　膝部侧位外观

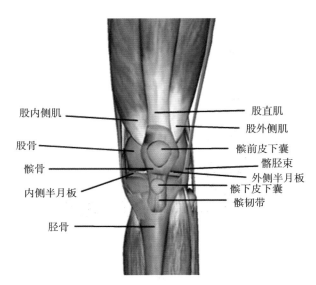

股内侧肌　　　　　　　　　　　　　　　　股直肌
　　　　　　　　　　　　　　　　　　　　股外侧肌
股骨　　　　　　　　　　　　　　　　　　髌前皮下囊
　　　　　　　　　　　　　　　　　　　　髂胫束
髌骨　　　　　　　　　　　　　　　　　　外侧半月板
内侧半月板　　　　　　　　　　　　　　　髌下皮下囊
　　　　　　　　　　　　　　　　　　　　髌韧带
胫骨

图 2-38　膝关节正面观

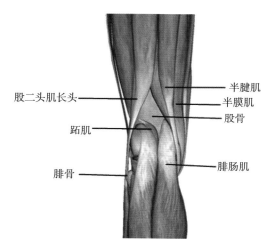

股二头肌长头

跖肌

腓骨

半腱肌
半膜肌
股骨

腓肠肌

图 2-39　膝关节后面观

　　正常膝关节最大屈曲角度约 135°，过伸 5°~10°。在伸直位上，向内、外各有约 3° 的旋转活动范围。见图 2-40。

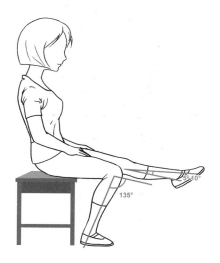

图 2-40　膝关节正常活动范围 1

膝关节外观力线检查：双足站立位，两膝并拢，双内侧髁间距正常为 4~6cm。见图 2-41。

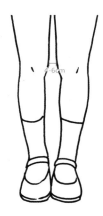

图 2-41　膝关节正常活动范围 2

正常旋转时，膝关节处于屈曲 90°时旋转角度最大，可达 30°~50°。见图 2-42。

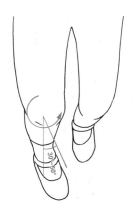

图 2-42　膝关节正常活动范围 3

正常情况下，伸膝位时髌骨可在外力作用下内外平移1~2cm。图2-43。

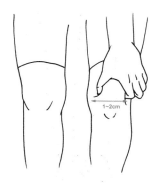

图2-43　膝关节正常活动范围4

正常的下肢生理力线：站立位，两足并拢，髂前上棘至足的第1、2趾蹼之间的下肢力线应经过髌骨中点。见图2-44。

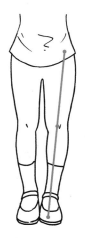

图2-44　膝关节正常活动范围5

## 六、踝关节的正常外观形态和活动范围

踝关节是人体重要的解剖结构之一，由胫骨、腓骨下端的关节面与距骨滑车构成。踝关节是人体距离地面最近的负重关节。双侧对称，周围不红肿，感觉正常，无压痛，无叩击痛，各功能活动不受限。见图 2-45～图 2-47。

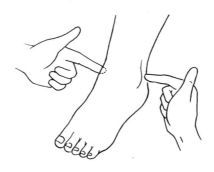

图 2-45　踝部外观图

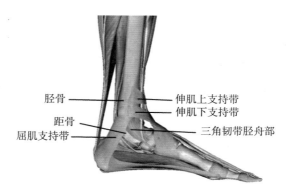

胫骨
距骨
屈肌支持带
伸肌上支持带
伸肌下支持带
三角韧带胫舟部

图 2-46　踝关节内侧面

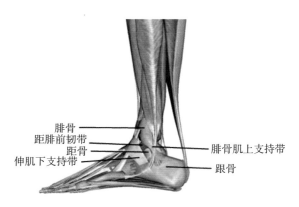

腓骨
距腓前韧带
距骨
伸肌下支持带
腓骨肌上支持带
跟骨

图 2-47　踝关节外侧面

　　坐在床上伸直腿，小腿平放在床面上，足尖向正上方，就是踝关节的 0° 位。背伸：向上勾脚尖就是踝关节的背伸，范围是 20°~30°。跖屈：脚尖向下踩就是踝关节的跖屈，范围是 40°~50°。内翻：脚自然放松，让两个脚心相对，就是内翻，大约是 30°。外翻：脚自然放松，让两个脚背相对，就是外翻，范围是 30°~35°。见图 2-48~图 2-50。

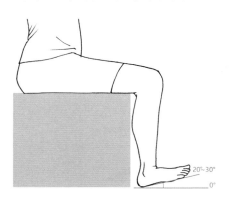

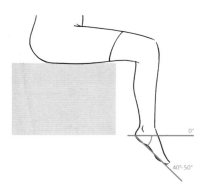

图 2-48　踝关节正常活动范围 1　　　　图 2-49　踝关节正常活动范围 2

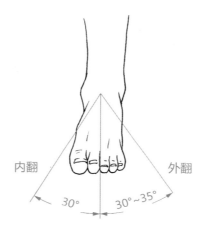

内翻    30°    30°~35°    外翻

图 2-50　踝关节正常活动范围 3

## 附　脊柱的正常外观形态

脊柱作为人体的主心骨、顶梁柱，是人体的控制、运动中心，是人体负重、减震、保护和运动等功能的有力支撑。脊柱包括颈椎、胸椎、腰椎、骶尾椎，合理运动整个脊柱和我们的健康息息相关。

人类脊柱由 7 块颈椎、12 块胸椎、5 块腰椎、5 块骶椎（融合成骶骨）和 4 块尾椎（融合成尾骨）组成，借韧带、关节及椎间盘连接而成。脊柱上端承托颅骨，下接髋骨，中附肋骨，并作为胸廓、腹腔和盆腔的后壁。脊柱内部自上而下形成一条纵行的椎管，内有脊髓。由正面看，正常脊柱应是正直的；从侧面看，正常脊柱有颈前曲、胸后曲、腰前曲、骶后曲四个生理弯曲，形成"S"形状。见图 2-51。

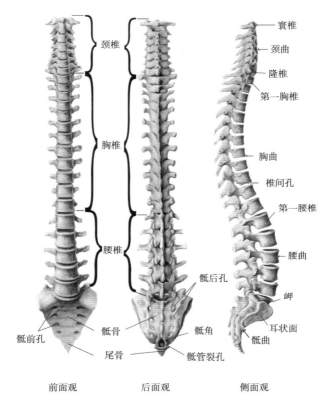

前面观　　　　　　后面观　　　　　　侧面观

图 2-51　脊柱正常外观

# 第三章

# 颈肩肘腰腿疾病的常见原因

颈肩肘腰腿疾病泛指颈肩肘腰腿等部位关节、肌肉或软组织功能性障碍及损伤性疼痛，多为慢性劳损及无菌性炎症引起的以疼痛为主，甚至出现肿胀、功能受限的一组疾病。常见：颈椎病、肩周炎、肱骨外上髁炎、腱鞘炎、腰椎间盘突出、腰肌劳损、骨质增生等疾病，在中老年人群中尤为多见。中医学对颈肩肘腰腿痛早有记载，关于其病名的记载，散见于古医籍中，主要在"痹证""臂厥""颈项强痛""腰痛""腰腿痛""痿证""血痹""眩晕"等条目之下。近年来由于现代生活方式的转变，发病人群越来越年轻化。

下面介绍引起颈肩肘腰腿疾病的一些常见原因。

## 一、软组织急性损伤

软组织受到外力的突然打击、重力压迫及超过软组织生理范围的牵拉、扭转而产生的损伤。依损伤部位的不同可引起颈肩肘腰腿不同部位的疼痛。如果急性损伤未及时处理和休息，可形成慢性迁移性病变。临床上表现为：

1. 软组织急性损伤早期，疼痛难忍，功能受限。

2. 持续性疼痛，若治疗不及时、治疗不恰当或误治会导致慢性疼痛。

## 二、软组织慢性劳损

生活习惯或职业性体位等原因，如长期低头伏案、久坐、长时间弯腰及睡眠姿势不当或使用不良高枕头习惯等，使部分软组织长时间处于牵拉状态，被牵拉组织内的血管长期处于半通畅状态而形成组织缺氧，使血管的通透性发生变化，血细胞渗出，组织变性，纤维间质增多，软组织发生病变，从而引起颈肩肘腰腿疾病并出现一系列症状。

## 三、寒冷因素

机体受寒会降低机体对疼痛的耐受力，使肌肉痉挛、小血管收缩、淋巴回流减慢、软组织血液循环发生障碍，产生无菌性炎症，从而产生颈肩肘腰腿痛。

## 四、过敏因素或免疫因素

因过敏原所致的软组织的过敏性炎症，或抗原抗体反应引起的软组织免疫性炎症而产生的颈肩肘腰腿痛也应引起关注。比如过敏性鼻炎可引起长期头痛，容易误诊为神经性头痛或颈椎病等；还有风湿、类风湿关节炎等的病变部位常在肌肉组织和结缔组织中，通过推拿按摩可以使病变组织恢复，从而减轻症状。

## 五、术后关节粘连

关节粘连是因为术后关节内异常瘢痕的形成而导致的关节运动范围的降低。有些人术后长期不锻炼，使得关节和韧带形成瘢痕，会留下不同程度的后遗症，从而影响局部功能。

中医讲推拿与运动疗法有活血化瘀、消肿止痛，舒松肌肉、解除痉挛，调和气血、强筋健骨，温经通络、疏风散寒的作用。因此，经常感觉到颈肩肘腰腿痛的患者，平时可以通过推拿与运动疗法促进局部的血液循环，对消除疼痛感，退肿，改善功能、感觉有明显效果，同时还要注意疼痛位置的保暖，尽可能减少风寒的侵袭，这样对于有效地防治颈肩肘腰腿痛也是很有好处的。

# 第四章

# 推拿与运动疗法注意事项

进行推拿与运动疗法时衣着宜宽松，穿着软底鞋，在室内或室外均可练习，周围环境要安静、舒适、优雅、通风良好。冬天时，要注意施术时先将双手搓热再进行；夏天时，空调冷风调至28℃为宜，切不可使电扇、空调的风直吹身体，防止出汗后着凉。

推拿一般不会引起局部皮肤损伤，但对于皮肤干燥的人、老年人等，则要使用精油、按摩膏等介质，以防损伤局部皮肤。

用手指按压穴位时，指甲要修短、洗净，保持卫生，主要用指端偏锋（或指腹）点压穴位，以出现如同针灸一样酸、胀、痛、麻等"得气"感为佳。

在推拿与运动疗法中，通过调心，集中注意力；通过调息，使呼吸频率达到细、缓、匀、长的要求；调身就是要讲究正确的运动姿势。过程中要细心体会机体在实行了推拿与运动疗法后的反应、变化，从而及时调整手法、力度、频率等，以收到预期的效果。

推拿结束之后，患者应感到全身轻松舒适，原有症状改变。有时会有不同程度的疲劳感，这是常见反应。推拿后要注意适当休息，避免寒凉刺激，更不要再度损伤。

在进行推拿与运动疗法时，切不可急功近利，需循序渐进，持之以恒，如果"三天打鱼，两天晒网"，是不可能收到好的效果的。

例如摩腰，如果从来没有做过按摩的人，一开始要认真地摩一二百遍还是很累的。因此，开始时用力可小一些，摩的次数少一些，以后再逐渐增加。另外，按摩一段时间后，通络补肾的效果可能不明显，或开始效果明显，以后并不十分明显，因此有的人就丧失信心，这是不可取的。其实推拿与运动和饮食等其他补益方法一样，有的能立竿见影，有的则需要相当长的时间，有的甚至要终生坚持，才能达到健康长寿的目的。所以在推拿与运动时，要有足够的耐心和信心，持之以恒。

推拿与运动疗法强度各有差异，健康人对于以上动作可自主选择，患者应根据病情选择合适的推拿与运动方法。一般刚开始每天做 1~2 次，每次可分别选择 6~7 项动作，每次时间控制在 10~20 分钟。之后次数逐渐从少到多、时间从短到长，做到循序渐进，量力而行，以推拿后没有感觉到疲倦为宜。病情较重的患者应在医生的指导下选择推拿方法、次数及时间，并配合相应治疗。

推拿疗法适用于绝大多数人，但对于某些特定的患者或部位，是不能进行推拿的：①凡皮肤病的病变部位及水火烫伤等所致的皮肤损伤部位，严禁推拿。②凡患有血液病及有出血倾向者，严禁推拿，以防引起出血。③凡久病及严重的心、肺、脑病患者，胃、肠穿孔患者，癌症患者，高龄、体质极度虚弱者不能推拿，以防发生危险。④患感染性疾病，如骨髓炎、骨关节结核、严重的骨质疏松症，以及其他急、慢性传染病患者的传染期，不能推拿，以防感染扩散，破坏骨质或传播传染病。

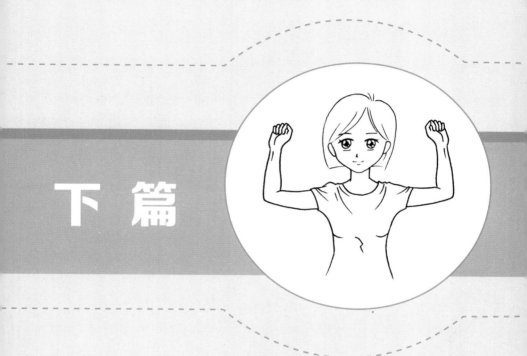

下 篇

# 第五章

# 颈椎推拿与运动疗法

现在越来越多的人都出现了各种各样的颈椎问题，随着时代的快速发展，长期面对电脑、手机、平板等信息时代的产物，导致我们的颈椎长时间地保持不动，从而引发了病变。有调查显示，超过七成的成年人有着或多或少的颈椎疼痛。生活中，人们常常嚷嚷颈椎疼，却很少拿它当回事，未予足够重视，也不刻意保护颈椎。久而久之，颈椎病自然找上门。下面，我们介绍一下颈椎的推拿与运动疗法。

本方法适用于颈椎疾病（颈椎生理曲度异常、颈扭伤、颈椎间盘突出症、退行性颈椎病、颈椎管狭窄症、慢性颈背筋膜炎、颈椎浅韧带劳损、颈椎骨折术后康复等）患者进行按摩和功能锻炼；亦适用于健康人进行锻炼，长期坚持，能有效预防颈椎疾病的发生。

## 一、摩颈法

患者取端坐或站立位，右手四指并拢，上举到同侧颈部，将四指指腹贴于颈肌皮肤进行回旋摩动（图 5-1），再将右手指指腹贴在对侧颈前部进行回旋摩动（图 5-2）。摩动时手不离皮肤，动作轻缓而柔和，左右交替。每分钟 60~70 次，每次 1~2 分钟。

作用：疏通经络，行气活血，解痉止痛。

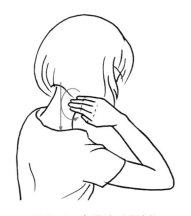 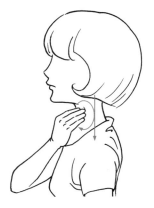

图 5-1　摩颈法（同侧）　　　　图 5-2　摩颈法（对侧）

## 二、拿捏颈肌法

患者取端坐或站立位，手上举到耳后，将拇指指腹和其余四指分别放在颈肌前后两侧，从上到下进行拿捏（图 5-3）。用力适度，左右交替。每分钟 30~60 次，每次 1~2 分钟。

作用：疏通经络，行气活血。

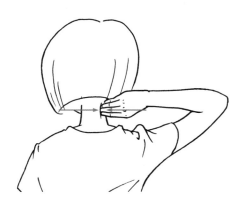

图 5-3　拿捏颈肌法

### 三、揉按肩井穴法

简易取穴：肩井穴位于肩上，前直乳中，当大椎穴与肩峰端连线的中点，即乳头正上方与肩线交接处。功效：通络止痛，活血利气。

患者取端坐或站立位，将手放在对侧肩部，用中指按压肩井穴，进行揉按（图5-4），力度由轻到重，以微痛为宜。每次1~2分钟。

作用：刺激穴位，通络止痛。

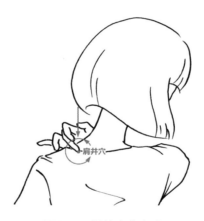

图5-4　揉按肩井穴法

### 四、低头后仰法

患者取站立位，两足与肩等宽，两上肢从前下向上划到最大限度，掌心向前，同时慢慢低头至最大限度，接近胸骨柄，保持3秒，然后双上肢回落后伸至极限，同时缓缓仰头到最大限度，保持3秒（图5-5）。动作缓慢，反复4~6次。

作用：拉伸肌肉，协调肢体，纠正小关节错位。

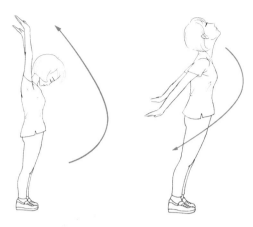

图 5-5　低头后仰法

五、屈颈法

患者取站立位，左手自然下垂，右手伸直从外侧上举到头顶向左侧下压，同时身体和颈部向左侧屈，头部尽量接近肩峰，左右交替，反复4~6次（图5-6）。

作用：协调肌肉，改善颈椎活动度。

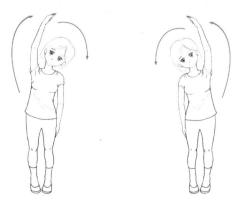

图 5-6　屈颈法

## 六、旋转法

患者取端坐或站立位，抬头 15°左右，头慢慢向右转到最大限度，保持 3 秒，还原；然后向左转到最大限度，保持 3 秒，还原（图 5-7）。反复 3~6 次，动作尽量缓慢。

作用：拉伸肌肉，改善颈椎活动度，纠正颈椎错位。

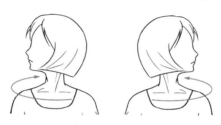

图 5-7　旋转法

## 七、顶天朝阳法

患者取站立位，左足踏地，抬起右脚，身体向左侧屈，同时颈部向左侧屈，还原后向右重复以上动作（图 5-8）。将身体和颈部配合左右摆动向上拉伸，意想颈部有拉长之感，要求动作连贯，反复 10~20 次。

作用：拉伸肌肉，协调肢体，纠正脊柱侧弯。

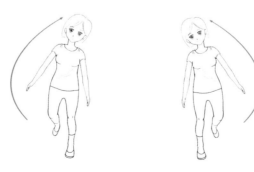

图 5-8　顶天朝阳法

## 八、按摩大椎穴法

简易取穴：大椎穴位于颈部下端，首先正坐低头，项后上背部脊柱最上方突起的椎骨（第7颈椎），其下缘凹陷处就是本穴。功效：通督镇静，通阳调气。

患者取端坐或站立位，用一手的四指并拢按在大椎穴处，做轻柔回旋动作（图5-9）。运动时手不离开皮肤，动作灵活，轻软柔和，肩肘关节放松，每分钟60次左右，每次做1~2分钟。

作用：刺激穴位，通督镇静。

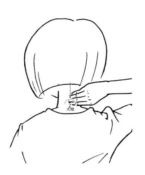

图5-9　按摩大椎穴法

## 九、按风池穴法

简易取穴：风池穴位于颈部，大拇指、中指自然放到枕骨两边，轻轻地滑动，触到后枕部有明显的两个凹陷就是本穴。功效：清头明目，通利官窍。

患者取端坐或站立位，两手拇指分别点按同侧风池穴，其余四指抱住后枕部，力度感觉以酸胀痛为宜（图5-10）。每分钟60次，每次1~2分钟。

作用：刺激穴位，清利头目。

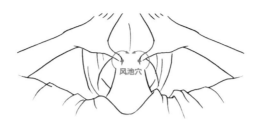

图 5-10　按风池穴法

十、叩合谷穴法

简易取穴：合谷穴位于手背虎口处，左手拇指、食指张开呈90°，以右手拇指指间关节横纹压在左手虎口上，指尖点到处即是。

功效：调气止痛。

患者取端坐位，两手握拳将左手放于适当的地方，用右手第五掌指关节对准左手合谷穴进行叩击（图 5-11），动作轻巧，以有酸胀感为宜，左右交替，每分钟 30~60 次，每次 30 秒~1 分钟。

作用：刺激穴位，调气止痛。

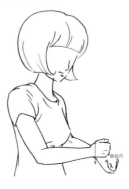

图 5-11　叩合谷穴法

## 十一、揉按颈椎反射区法

患者取端坐或站立位，左手放在胸前，右手拇指按在第二掌骨头部桡侧稍下（颈椎反射区）进行揉按（图5-12）。用力适度，左右交替，每分钟30~60次，每次1~2分钟。

作用：刺激反射区，调气止痛。

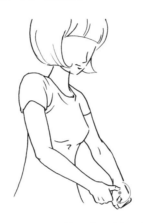

图5-12　揉按颈椎反射区法

## 十三、掌背侧叩击法

患者取端坐或站立位，将右上肢上举，拇指对掌心，四指自然伸直，腕关节放松，用第一、二掌骨骨间肌及第一、二掌骨的背侧叩击左侧颈肩部（图5-13）。用力适当均匀，左右交替，每分钟50~90次，每次1~2分钟。

作用：舒筋活络，活血行气。

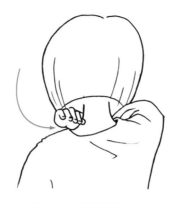

图 5-13　掌背侧叩击法

　　近年来，对颈项疾病的治疗，以伤科推拿与运动疗法为主，辅以中药治疗，疗效比以前更好。对于手法治疗，冯天有主任认为，手法可纠正颈椎解剖位置的轻度变化，使之恢复原颈椎间的肌肉平衡关系，缓解或解除对侧索的牵扯，从而使症状减轻或消失；认为配合运动疗法效果更好。颈部肌肉主动活动后，可缓解颈部疼痛，松解痉挛的肌肉，协调各肌肉之间力量平衡，从而加快颈椎疾病恢复。在治疗时维持良好姿势，读书、看报时坐姿要正，坐位工作或休闲时不宜长时间低头，工作期间应适当休息，并配合做颈部活动，应尽可能让身体处于放松状态。运动不仅可以提高按摩的疗效，还能保护自己的身体。运动疗法可以改善颈项部血液供应，能更有效地预防颈椎疾病的再次发生。

　　每天进行 1~2 次，每次可分别选择 6~7 项疗法，每次时间把握在 10~20 分钟，注意颈部保暖。

# 第六章

# 肩关节推拿与运动疗法

肩关节是全身最灵活的关节，也是最容易"累"的关节之一。据统计，肩部疼痛困扰着全球约 10 亿人，中国约 2.6 亿人深受其害。和颈椎病一样，肩关节的问题也越来越年轻化，要想远离肩关节的疼痛，就得赶紧行动起来。

本方法适用于肩部疾病（肩关节周围炎、肱二头肌长头腱炎、冈上肌炎、冈下肌炎、肩关节半脱位、肩部失用性或麻痹性肌萎缩、肩关节周围软组织损伤后期、上肢骨折术后康复等）患者进行按摩和功能锻炼；亦适用于健康人进行锻炼，长期坚持，能有效预防肩部疾病的发生。

## 一、摩肩法

患者取端坐或站立位，左手四指并拢，上举到对侧肩关节，将四指指腹贴在肩关节的皮肤上，依次在肩关节上、后、外、前侧进行回旋摩动（图6-1），摩动时手不离皮肤，动作轻缓而柔和，左右交替，每分钟 60~70 次，每次 1~2 分钟。

作用：疏通经络，行气活血。

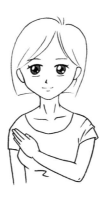

图 6-1　摩肩法

## 二、拿捏法

患者取端坐或站立位，左手上举到对侧肩上斜方肌处和肩外三角肌处，分别进行拿捏（图 6-2），用力适度，左右交替，每分钟 30~60 次，每次 1~2 分钟。

作用：疏通经络，行气活血。

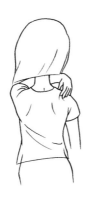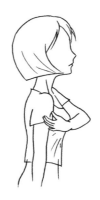

图 6-2　拿捏法

## 三、旋转法

患者取站立位，弯腰前倾30°，两臂自然下垂，以肩为中心，做由里向外，或由外向里的画圈运动，用臂的甩动带动肩关节活动（图6-3），幅度由小到大，左右交替，反复10~20次。

作用：舒筋活络，松解粘连，滑利关节。

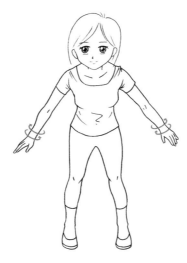

图6-3　旋转法

## 四、耸肩法

患者取端坐或站立位，将一侧肩部使劲上耸，同时屏气，坚持5秒后缓慢放松，同时呼气（图6-4），如此一提一松，左右交替，反复10~20次。

作用：增强肌肉力量，改善肩部（肩胛骨）活动度。

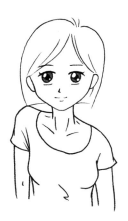

图 6-4　耸肩法

## 五、竹升节节法

患者取端坐或站立位，将患侧上肢后伸，同时健侧的手后伸握住患侧的手，将患侧的手向健侧并向上牵拉 10~20 次（图 6-5）。

作用：通利关节，松解粘连，改善肩部活动度。

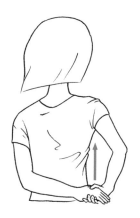

图 6-5　竹升节节法

## 六、浪涛拍岸法

患者取端坐位，面向椅背，双手握于椅背上，距离与肩同宽，用力拉椅背使身体前倾靠向椅背，同时肘关节屈曲，坚持 5 秒后，用力推椅背使胸部离开，肘关节伸直，如此一拉一推带动肩关节活动（图 6-6），动作缓柔，每次 2~3 分钟。

作用：通利关节，改善肩部（肩胛骨）活动度。

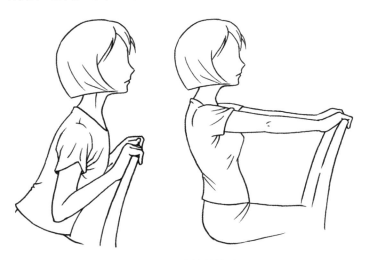

图 6-6　浪涛拍岸法

## 七、拱手法

患者取端坐或站立位，双手合拢，十指交叉，肘部伸直，以健侧带动患侧，用力帮助患侧上肢上举，上举到能忍受的疼痛范围内（图 6-7），反复 10~20 次。

作用：通利关节，改善肩关节活动度。

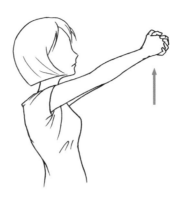

图 6-7　拱手法

## 八、手指爬墙法

患者取站立位，用患侧手指沿墙壁徐徐向上爬行，使上肢上举到最大限度，接着稍微用力使身体前倾，让肩关节活动上举幅度增大（图 6-8），每次 1~2 分钟。

作用：通利关节，改善肩关节活动度。

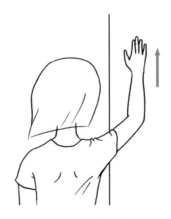

图 6-8　手指爬墙法

## 九、虎势雄威法

患者取端坐或站立位，双手握拳，将上肢从身体外侧上举，使肩关节和肘关节成直角，接着两臂尽可能向后拉，同时头后仰，使胸部前挺，带动肩关节活动（图6-9），每次2~3分钟。

作用：拉伸肌肉，松解粘连，改善肩关节活动度。

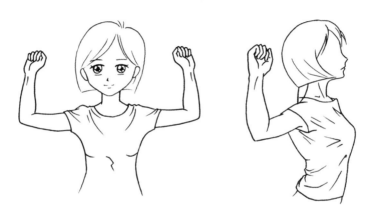

图6-9　虎势雄威法

## 十、反掌划船法

患者取站立位，两足平行，足距同肩宽，双手前后交叉放于脐下部，掌心向后，接着双上肢向前慢慢抬起至胸部高度，掌心翻转向外，身体前俯，塌腰抬头看前方，屈膝弓背，然后像蛙泳一样向后外下方划一个弧形，回落还原（图6-10），动作缓慢，反复10~20次。

作用：协调肢体，改善肩关节活动度。

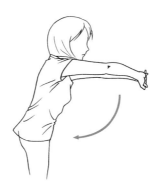

图 6-10　反掌划船法

## 十一、托手擎天法

患者取站立位，两手十指在腹前交叉，沿身体向上，上举胸前，同时手掌翻转向外，尽量举至头顶，然后两手分开，从身体两侧回落还原（图6-11），反复 10~20 次。

作用：协调肢体，改善肩关节活动度。

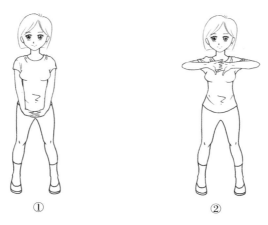

①　　　　　　　　②

图 6-11　托手擎天法

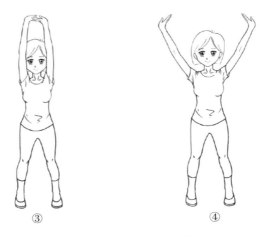

③　　　　　　　　④

图 6-11　托手擎天法（续图）

## 十二、揉按穴位法

简便取穴：肩髃穴位于肩部，正坐，屈肘抬臂与肩同高，另一手中指按压肩尖下，肩前呈现凹陷处即是。功效：疏经利节，祛风通络。

肩髎穴位于肩部，肩髃后方，正坐，屈肘抬臂与肩同高，另一手中指按压肩尖下，肩后呈现凹陷处即是。功效：祛风湿，通经络。

阿是穴位于痛点，压痛点取穴。功效：疏通经络。

患者取端坐或站立位，健侧的手指并拢，用中间三指指腹按压于患侧肩部的穴位（肩髃穴、肩髎穴、阿是穴）上，进行揉按（图6-12），动作轻柔，力度由轻到重，以有酸胀感为宜，每个穴位每次 1~2 分钟。

作用：刺激穴位，疏通经络，通利关节。

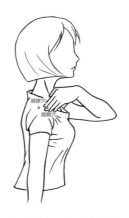

图 6-12　揉按穴位法

## 十三、拍打法

患者取端坐或站立位，健侧的手微微握拳，上举到对侧肩关节部，用拳的掌侧轻轻叩击肩关节周围肌肉，腕关节放松，力度适中，动作均匀（图 6-13），每分钟 50~90 次，每次 1~2 分钟。

作用：舒筋活络，行气活血。

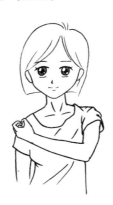

图 6-13　拍打法

推拿手法对治疗肩关节疾病是非常有效的，但要持之以恒，动作要逐渐加大，使患者有一个适应的过程。推拿期间，如配合运动疗法，则疗效显著提高。

肩关节疼痛、肩关节及其周围的肌肉筋骨疼痛称肩痛。肩后部疼痛往往连及胛背，称肩背痛；肩痛而影响上臂甚至肘手部位的，称肩臂痛。因其均以肩痛为主要临床表现，其他部位的疼痛是由于肩痛而引起的，故可统称为肩痛。常见的运动损伤所致的肩痛主要有肩撞击综合征、冈上肌肌腱断裂、肱二头肌长头肌腱腱鞘炎、肱二头肌肌腱断裂、肩峰下滑囊炎、肩关节周围炎等。除此之外，还有很多其他疾病导致的并发症出现肩关节疼痛。

颈源性肩周炎是在颈椎病的基础上，肩关节周围组织发生渐进性、持续性的炎性病理变化的结果。急性心肌梗死的典型表现以剧烈而持续的胸骨后压榨性疼痛多见，可发生在上腹部与咽部之间的任何部位，有时可位于左肩、左臂，偶可位于右臂、下颌、左肩胛骨或肩胛骨上区，位于右肩关节者很少见。肩关节骨与关节无外伤性骨质破坏，多与原发性骨肿瘤或转移性骨肿瘤相关，其疼痛为持续性，活动受限，夜间加剧，与肩周炎初期症状极为相似。良性肿块与肩痛也有一定相关性，冯占秋认为乳腺增生是育龄妇女的常见病、多发病，而乳腺增生伴有肩关节疼痛者占 45.2%。引起肩关节疼痛的原因尚不清楚，但中医认为乳房属阳明经络所过，乳腺增生引起的肩部疼痛是通过经络反射至肩部所致。肩关节感染性关节炎临床报道较少。临床也有报道癫痫发作伴剧烈肩关节疼痛。卒中后偏瘫患者的重要并发症之一肩关节疼痛（简称肩痛），发病率在 21%～72%，通常在卒中后 2～3 个月内发生。"空调综合征"是空调环境对人健康的不良影响所致，主要症状因各人的适应能力不同而有所差异，常见的有四肢肌肉关节疼痛、头痛、腰痛等。总之肩痛病因很多，我们在采用推拿与运动疗法过程中，如果病情未见好转，要考虑以上致病因素，综合治疗，避免耽误病情。

　　每天推拿和功能锻炼 1~2 次，每次可分别选择 6~7 项锻炼法，每次锻炼时间把握在 10~20 分钟，平时肩关节注意保暖。

# 第七章

# 肘关节推拿与运动疗法

在生活中，总会有一些磕磕碰碰的情况出现，造成的损伤可表现为关节无缘无故地疼痛，但是在疼痛的感觉不强烈的时候，大多数人都选择忍一下，心想或许休息几天就会自己好了。其实这样的想法是不正确的。现在很多人长期不当、反复过度使用肘关节，造成肘关节疼痛甚至迁延难愈。国外有专家指出，肘关节伸屈和前臂的旋转运动，扩大手部功能范围 50%，若丧失肘关节的正常功能，使手部运动范围受限 70%。因此，肘关节的功能应该得到及时维护。而给肘关节施以推拿与运动疗法，可解决劳损引起的诸多问题，还防患于未然。下面，我们介绍一下肘关节的推拿与运动疗法。

本方法适用于肘部疾病（肘部骨折后关节僵硬，肱骨内、外上髁炎，肌腱损伤，韧带拉伤，肘关节滑囊炎，肘关节创伤后关节炎，肘关节骨性关节炎等）患者进行按摩和功能锻炼；亦适用于健康人进行锻炼，长期坚持，能有效预防肘部疾病的发生。

## 一、揉按穴位法

简易取穴：曲池穴位于肘部，正坐，轻抬右臂，屈肘将手肘内弯，用另一手大拇指下压此处凹陷处即是。功效：调和气血，舒筋利节。

曲泽穴位于肘部，伸肘仰掌，肘部稍弯曲，在肘弯里可摸到一条大筋，即肱二头肌肌腱，在其内侧（尺侧），肘横纹上可触及一凹陷，按压有酸胀感。功效：舒筋利节，散热降浊。

阿是穴位于痛点，压痛点取穴。功效：疏通经络。

患者取端坐或站立位，健侧的拇指指腹按压于患侧肘部的穴位（曲池穴、曲泽穴、阿是穴）上，进行揉按（图7-1），动作轻柔，力度由轻到重，以有酸胀感为宜，每个穴位每次1~2分钟。

作用：刺激穴位，疏通经络。

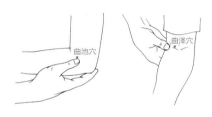

图7-1　揉按穴位法

## 二、拍打法

患者取端坐或站立位，健侧的手微微握拳，用拳的掌侧轻轻叩击肘关节周围肌肉，腕关节放松，力度适中，动作均匀（图7-2），每分钟50~90次，每次1~2分钟。

作用：舒经活络，行气活血。

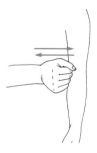

图7-2　拍打法

### 三、推扳法

患者取坐位，屈肘 90°。患者用一手拇指将肱桡肌、桡侧伸腕长短肌等向外紧扳（图 7-3）。手法自肘部开始，逐渐下移至腕部，每分钟 10~20 次，每次 5 分钟左右。

作用：疏通经络，行气活血。

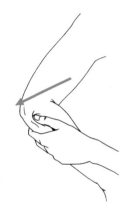

图 7-3　推扳法

### 四、伸肘法

患者取站立位，患侧上肢伸直，前臂旋后，一手手掌按住桌边，肘关节屈曲，另一手握住肘部背侧，逐渐伸直肘关节至最大限度（图 7-4），每分钟 10~20 次，每次 2~3 分钟。

作用：通利关节，松解粘连，改善肘部活动度。

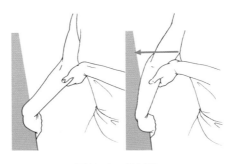

图7-4　伸肘法

### 五、屈肘法

患者取坐位，一侧上肢屈曲，肘关节放于桌上，掌心朝上，另一手握住前臂远端，使肘关节被动过度屈曲（图7-5），每分钟10~20次，每次2~3分钟。

作用：通利关节，松解粘连，改善肘部活动度。

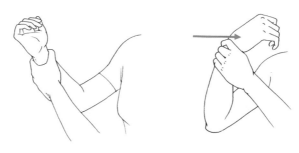

图7-5　屈肘法

### 六、旋前旋后法

锻炼一般采用坐位，肩关节放松，屈肘，前臂平置桌上，手握约2kg一长柄重物，借助其重力，以轻柔持续的牵引力量向内倾倒，逐渐加大关节活动（图7-6）。

作用：通利关节，松解粘连，改善肘部活动度。

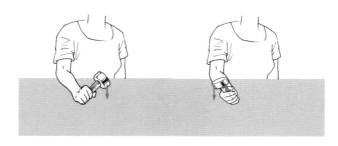

图 7-6　旋前旋后法

七、前仆后继法

站立位，两足分开同肩宽，两肘自然垂直，以腰转动带动臂肘，臂肘带动手，两臂一前一后自然甩动。到体前时用手掌面拍击对侧肩上部，到体后时以掌背拍击对侧肩胛骨下角处（图7-7），拍打时，力量由轻至重，幅度由小至大，每分钟36次左右。

作用：协调肢体，通利关节。

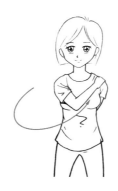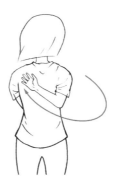

图 7-7　前仆后继法

## 八、竹升节节法

操作方法见 51 页。

## 九、浪涛拍岸法

操作方法见 52 页。

## 十、虎势雄威法

操作方法见 54 页。

## 十一、反掌划船法

操作方法见 54 页。

## 十二、托手擎天法

操作方法见 55 页。

对于肘关节软组织损伤、术后遗留关节功能障碍，运用这些治疗方法往往疗效更好。但是操作过程中，必须轻重适度，以免发生意外。对网球肘施以推拿及运动疗法，一般经 3~4 次治疗即可获效。对顽固性的病例，需要有一个治疗过程，疗效逐渐凸显。对肘关节损伤进行按摩，可以帮助消散肿胀，解除肌肉痉挛。对肘关节僵硬症状，轻柔的被动活动可以预防肌肉粘连、关节痉挛和畸形的发生，运动幅度必须逐渐增大，被动活动必须达到最大的幅度。对僵硬关节施以推拿疗法，可避免关节内的粘连完全机化，不易形成瘢痕组织，配合被动运动疗法效果较好。运动疗法由患者自己掌握，一般不宜过度。

每天推拿和功能锻炼 1~2 次，每次可分别选择 6~7 项锻炼法，每次锻炼时间控制在 10~20 分钟，平时肘关节注意保暖。

# 第八章

# 腰椎推拿与运动疗法

　　如果说哪个部位的疼痛几乎每个人都经历过的话，这个部位就是腰了。腰痛易反复发生，时好时坏，是生活质量下降的重要原因。

　　如果在腰椎病刚发作时，能够及时治疗，做一些运动辅助治疗，而不是"忍忍就过去了"，就可以很好地避免其继续恶化。坚持下面的推拿与运动疗法，腰椎可以得到很好的养护。

　　本方法适用于腰椎疾病（腰扭伤、腰椎间盘突出症、退行性腰椎病、腰椎管狭窄症、慢性腰肌劳损、腰椎浅韧带劳损、第三腰椎横突综合征、腰椎骨折术后康复）患者进行按摩和功能锻炼；亦适用于健康人进行锻炼，长期坚持，能有效预防腰部疾病的发生。

## 一、摩腰法

　　患者取站立位，用四指指腹紧贴于腰部皮肤上，轻轻地做回旋圆形动作，由上至下移动，摩动时手不离皮肤，动作灵活、轻缓而柔和，肩肘关节放松（图8-1），每分钟60~70次，每次2~3分钟。

　　作用：疏通经络，行气活血。

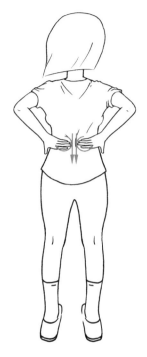

图 8-1　摩腰法

## 二、擦腰法

患者将手掌放在腰部，手指向下，双手掌根、大鱼际、小鱼际用力上下来回摩擦，动作柔中有刚，力度均匀，达于深部，以自我感觉发热为止（图 8-2），每分钟做 20～40 次或 40～80 次。

作用：温经散寒，行气活血。

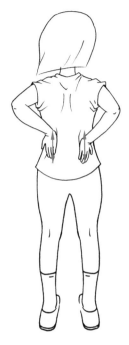

图 8-2　擦腰法

### 三、手背按揉法

患者取站立位，两手握拳，手背紧按于腰部，紧贴皮肤，腕部放松，以肘关节为支点，摆动前臂带动腕关节，使手背缓和旋转，力度由轻到重，频率由慢加快（图 8-3），每分钟 60～100 次，每次 2～3 分钟。

作用：疏通经络，行气活血，补益肾气。

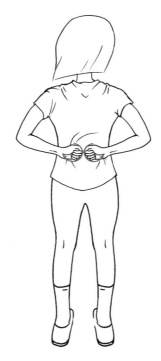

图 8-3　手背按揉法

## 四、掌指关节按揉法

患者取站立位，两手握拳，拳心向后，用第二掌指关节紧按痛点或不适区，用力揉按。以肘关节为支点，摆动前臂向内或向外旋转，带动腕关节，使掌指关节旋转揉按，以有酸胀感为宜（图 8-4）。每分钟 60~100 次，每次 2~3 分钟。

作用：疏通经络，解痉止痛。

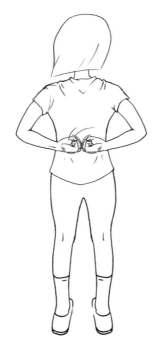

图 8-4　掌指关节按揉法

## 五、推腰法

　　患者取站立位，用手掌外缘紧贴腋后线处进行单方向直行推移，再将掌根放在肩胛下线外进行单方向直行推移，最后用大鱼际接触胸腰骶棘肌外侧进行单方向直行推移（图 8-5）。移动时手掌不要离开皮肤，变换不同部位时力度要连贯，用力均匀。每分钟单方向推 30~60 次，每次 4~5 分钟。

　　作用：疏通经络，行气活血，祛风散寒。

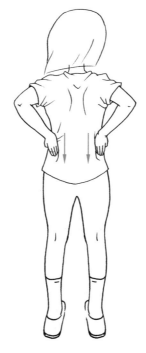

图8-5　推腰法

## 六、掌背侧叩击法

患者取站立位，两手四指自然伸直，微微分开，拇指对掌心，以隆起的第一、二掌骨骨间肌及第一、二掌骨的背侧叩击腰部（图8-6）。腕关节放松，手法均匀，用力适度，每分钟 50~100 次，每次 2~3 分钟。

作用：舒经活络，行气活血，散寒消疲。

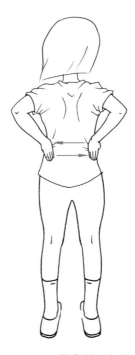

图 8-6　掌背侧叩击法

## 七、收腹蹬跟法

患者取仰卧位，抬举大腿，髋关节与膝关节成直角，足跟部与床面平行，跟部朝平行方向蹬，伸膝收腿（图 8-7）。开始用力不要太大，后逐渐增大。每分钟 10~20 次，每次 1~3 分钟。

作用：通利关节，纠正腰椎小关节紊乱。

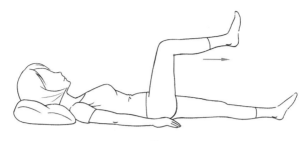

图 8-7　收腹蹬跟法

## 八、推三阴交穴法

简易取穴：三阴交穴位于小腿内侧，正坐屈膝成直角，在踝关节内侧，四个手指并拢，沿着足内踝尖（脚内侧内踝骨最高点）向上另一侧对应的点。功效：益气和血，健脾利湿，滋补肝肾。

患者取侧卧位，左腿伸直，右腿屈曲，并用右足跟按压于左小腿的三阴交穴处，然后来回上下用力推（图 8-8），左右交替，每分钟 30~60 次，每次 2~3 分钟。

作用：刺激穴位，滋补肝肾，舒筋活络。

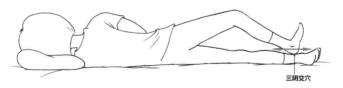

三阴交穴

图 8-8　推三阴交穴法

## 九、推揉足三里穴法

简易取穴：足三里穴位于小腿外侧，站位弯腰，同侧手虎口围住髌骨上外缘，其余四指向下，中指指尖处。功效：疏经通络，理

73

脾和胃，补益气血，扶正培元。

患者取仰卧位，右腿伸直，左腿屈曲，将左足跟交叉按压于右腿的足三里穴处（图8-9），先揉10次，再来回推1次，左右交替，反复3次。

作用：刺激穴位，疏通经络，理脾和胃，补益气血，扶正培元。

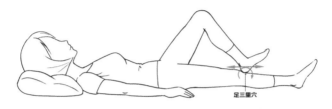

图8-9　推揉足三里穴法

## 十、推腰椎反射区

患者取侧卧位，左小腿微曲，踝关节外旋30°～60°，使足底内缘略朝上，右小腿屈曲并将足跟按压于腰椎反射区，进行从上到下推法，然后顺着足心、足外侧、足跟内缘处做弧形运动，反复推摩（图8-10），左右交替，每分钟30~60次，每次2~3分钟。

作用：刺激穴位，强筋健骨，通络止痛。

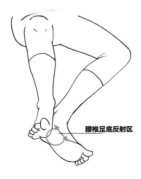

图8-10　推腰椎反射区

## 十一、叩承山穴法

简易取穴：承山穴位于小腿后面正中，直立，足尖着地，足跟用力上提，小腿后正中，肌肉紧张而出现"人"字形，"人"字尖下凹陷处即是本穴。功效：舒筋止痉，散瘀利湿。

患者取仰卧位，先将左膝关节弯曲60°，再将右下肢抬起，右小腿的承山穴放于左膝盖上进行上下叩击（图8-11）。两腿交换进行，每分钟30~60次，每次2~3分钟。

作用：刺激穴位，强筋健骨，通络止痛。

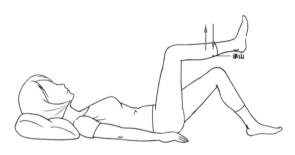

图 8-11　叩承山穴法

## 十二、叩打大腿法

端坐，双手握空拳，轻轻拍打两大腿前方，由上而下反复拍打数十次。然后再拍打大腿外侧数十次（图8-12）。

作用：舒筋活络，行气活血。

推拿与运动疗法可以改善腰部活动，加强局部肌肉力量，从而提高和巩固治疗效果。所有推拿和运动疗法的活动幅度应该由小到大，锻炼应持之以恒，逐渐增加。但对腰椎结核、肿瘤压迫或内脏疾病引起的腰腿痛不宜应用。

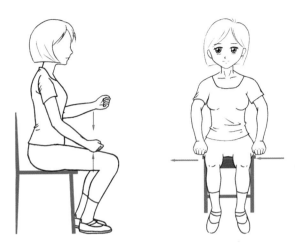

图 8-12　叩打大腿法

　　注意自我调节，避免长期做反复固定动作。腰背痛及腰椎间盘突出症还要不断调整座椅和桌面的高度来改变坐姿，坚持推拿与运动，使疲劳的肌肉得以恢复。推拿和运动疗法还可纠正青少年不良的读写姿势及其他不良姿势，如果不良姿势长时间得不到改善，也会影响脊柱的正常发育，可能成为成年后腰背痛的原因。改变久坐、半躺等损伤肌肉筋膜的姿势是预防腰痛的根本。通过推拿与运动疗法可以增强腰背肌力量，保持气血通畅，减少肌肉筋膜疼痛的发生。

　　每天推拿和运动锻炼 1~2 次，每次可分别选择 6~7 项锻炼法，每次锻炼时间控制在 10~20 分钟，平时注意腰部保暖。

# 第九章

# 膝关节推拿与运动疗法

膝关节是人体最复杂的关节，同时又是人体最大的承重关节，其承受的重量越多，关节软骨磨损就越大，肌腱越容易受伤，关节退化也就越快。所以，自古就有"人老腿先老，腿好身体好"的说法，指的就是膝关节的重要性。日常生活中的行、走、坐、卧、跑、跳等活动都离不了它，所以其受损伤的机会也较多。如果平时能够做一些膝部的保健运动，使其气血流畅，筋脉疏通，便可以达到健身强膝、防病治病的目的。

本方法适用于膝部疾病（膝关节骨性关节炎、膝关节脱位与骨折、膝关节韧带与膝关节半月板损伤后期、膝部失用性或麻痹性肌萎缩、膝关节周围软组织损伤后期、膝关节手术后僵硬、膝关节置换术后、下肢骨折术后等）患者进行按摩和功能锻炼；亦适用于健康人进行锻炼，长期坚持，能有效预防膝部疾病的发生。

## 一、揉按法

坐位，稍向前弯腰，双手手掌微屈曲，自然地放到双膝关节上，手指自然放松，拇指置于膝关节内侧，其余四指置于膝关节下方，用掌根、掌心、大鱼际、小鱼际分别在膝关节上、前、内、外侧进行回旋揉按，揉按时手不离皮肤，动作轻缓而柔和（图9-1）。每分钟60~70次，每次1~2分钟。

作用：疏通经络，行气活血。

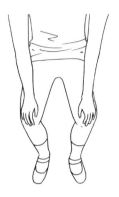

图 9-1　揉按法

## 二、拿捏法

坐位，膝关节取半屈曲位，两手成虎口状放到两膝关节上，用拇指和其余四指在膝关节内侧、外侧从上到下进行拿捏，用力适度（图 9-2）。每分钟 30~40 次，每次 1~2 分钟。

作用：疏通经络，行气活血。

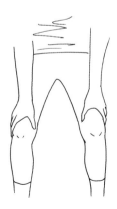

图 9-2　拿捏法

### 三、提膝屈伸法

坐位，两手十指在右大腿后交叉相扣，提起大腿远端，使两臂伸直，不要让右脚触地，右小腿向上使膝关节伸直；然后弯曲右膝，使右脚跟向右臀方向靠近。左右交替，每分钟 10~20 次，每次 1~2 分钟。

作用：通利关节，松解粘连，改善膝关节活动度。

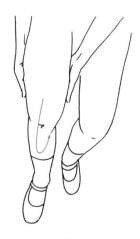

图 9-3    提膝屈伸法

### 四、提膝旋转法

坐位，两手十指在右大腿后交叉相扣，提起大腿远端，使两臂伸直，不要让右脚触地，以右膝做支点，右小腿做顺时针方向的画圈旋转运动，然后逆时针旋转（图 9-4）。左右交替，每分钟 10~20 次，每次 1~2 分钟。

作用：通利关节，松解粘连，改善膝关节活动度。

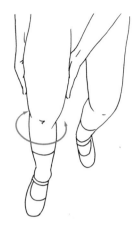

图 9-4　提膝旋转法

## 五、提髌骨法

坐位，双腿自然伸直，稍弯腰，左手五指抓左髌骨，向上提起，使左膝关节微微弯曲后松手，一提一放（图 9-5），左右交替，每分钟 10~20 次，每次 1~2 分钟。

作用：通利关节，改善膝关节活动度。

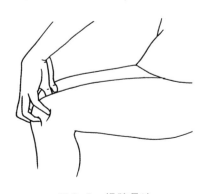

图 9-5　提髌骨法

## 六、屈膝后挪法

站立位，双膝屈曲约呈135°，稍向前弯腰，然后迅速伸直膝关节，使整个身体有后跳的感觉，可使两足稍稍向后挪动（图9-6）。每分钟20~30次，每次1~2分钟。

作用：通利关节，改善膝关节活动度。

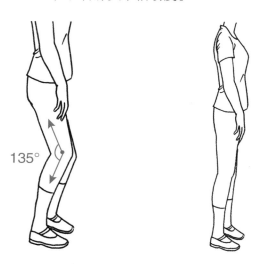

图9-6　屈膝后挪法

## 七、自然行走法

自然行走，行走过程中使脚尖稍稍往上翘（图9-7）。每次走2~8分钟，每天2~3次。

作用：协调肢体，通利关节。

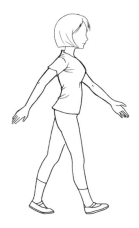

图 9-7　自然行走法

## 八、半蹲转膝法

站立位，双足稍分立，两膝微屈，稍弯腰。双手扶于膝部，使两膝做顺、逆时针方向的回旋动作，以不疼痛为度（图 9-8）。每分钟 20~30 次，每次 3~5 分钟。

作用：通利关节，改善膝关节活动度。

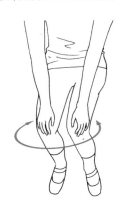

图 9-8　半蹲转膝法

### 九、后勾腿法

站立位，扶墙或扶椅，右小腿向后弯曲，用右手握住右踝关节，用力提拉小腿向上（图9-9）。左右交替，每分钟10~20次，每次1~2分钟。

作用：拉伸肌肉，通利关节。

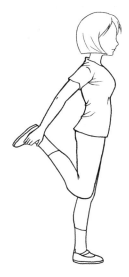

图9-9　后勾腿法

### 十、"4"字按压法

坐位，抬起右小腿，使右踝关节放到左大腿远端前侧，呈"4"字形，接着将同侧的手掌放置于膝关节内侧，向下反复按压（图9-10）。左右交替，每分钟10~20次，每次1~2分钟。

作用：通利关节，改善膝关节活动度。

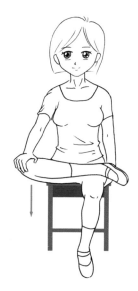

图 9-10 "4"字按压法

## 十一、揉按穴位法

简便取穴：梁丘穴位于大腿前面，伸展膝盖，膝盖骨外侧端，上方约三指处即是该穴。功效：通经止痛，理气和胃。

犊鼻穴位于膝部，坐位，下肢用力蹬直，膝盖下面外侧凹陷处。功效：消肿止痛，舒筋活络。

内膝眼穴位于膝部，坐位，下肢用力蹬直，膝盖下面内侧凹陷处。功效：活血通络，疏利关节。

鹤顶穴位于膝上部，髌底的中点上方凹陷处。功效：祛风除湿，通利关节。

阿是穴位于痛点，压痛点取穴。功效：疏通经络。

坐位，双手手指并拢，用中间三指指腹分别揉按膝部穴位：

内外膝眼、梁丘、血海、鹤顶、阿是穴。动作轻柔，力度由轻到重，以有酸胀感为宜（图 9-11）。每个穴位每次揉按 1~2 分钟。

作用：刺激穴位，疏通经络，消肿止痛，通利关节。

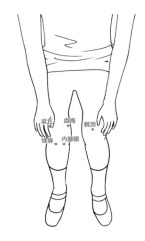

图 9-11　揉按穴位法

## 十二、拍打法

坐位，膝关节取半屈曲位，稍弯腰。双手握空拳，掌心向内，在膝关节周围进行轻轻拍打（图 9-12）。每分钟 60~70 次，每次 1~2 分钟。

作用：舒筋活络，行气活血。

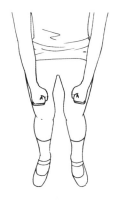

图 9-12　拍打法

## 十三、屈膝擦推法

患者取侧卧位，上身自然挺直，下面的大腿向前屈曲约 30°，上方的膝关节向前提 90°，足内侧贴在小腿的近端，逐渐沿小腿内侧尽量向下推至内踝，反复 5~10 次。然后改为用足背勾住小腿外侧尽量向下推至外踝，反复 5~10 次，左右交替（图 9-13）。

作用：疏通经络，松解粘连，行气活血。

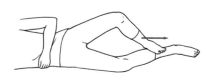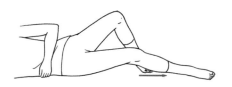

图 9-13　屈膝擦推法

在推拿与运动过程中，可有短暂剧痛，属正常反应，应循序渐进。每次屈曲度数不宜过大，以免加重损伤。如系软组织断裂或骨折所致者，则必待临床愈合后（约 6~8 周），方可施以手法治疗。

当膝关节屈曲功能已有一定程度恢复时，应嘱患者加强功能锻炼，以缩短疗程。在治疗期间，适当休息是很有必要的，如果一边治疗，一边继续参加较为剧烈的运动，则很难取得预期效果。

日常生活中，患者需注意防止膝关节的损伤，女性尽量不穿高跟鞋、拖鞋，应穿坡跟鞋；患者尽量避免爬坡、登楼，爬坡时可借用拐杖分担重量，登楼时要利用楼梯的扶手缓慢攀登；避免在凹凸不平的道路、松软的泥地或者鹅卵石路上行走；最好以自行车代步，应将自行车座椅调高，以减少骑车时对髌骨的冲击；尽量避免负重步行，避免站立工作；坐时应将膝关节稍稍伸展，不断改变位置，不要长时间将膝关节屈曲。不能长期开长途车，开一个小时以后就要下车散步活动。平时不能养成长时间盘着腿坐着的习惯，要使膝盖屈曲保持一定的角度。

老年人行走必要时需配备拐杖。膝关节出现疼痛时要关注膝关节，减轻膝关节负担，改善生活方式，进行适当的推拿，刺激穴位，加强运动疗法，提高膝关节及小腿肌肉力量。参加体育锻炼前要进行热身活动，膝关节疲倦时要休息调理。

每天推拿和功能锻炼 1~2 次，每次可分别选择 6~7 项锻炼法，每次锻炼时间控制在 10~20 分钟，平时膝关节注意保暖。

# 第十章

# 踝关节推拿与运动疗法

生活中，踝关节扭伤应该是比较常见的一种情况，平时我们打篮球或踢足球，或跑步过程中都有可能出现脚踝扭伤，我们常称之为扭着"脚脖子"了。踝关节是全身六大关节中最下面的一个，也是承受重量最大的关节，故损伤机会也相对较多。大多数人对此并不重视，有些还带伤运动和上班，殊不知可能会加重韧带损伤，成为困扰日常生活的顽疾。如果采取正规的保守治疗方法，如固定、休息、外敷药物等，再适当结合正确的推拿与运动疗法，有很大的概率不用手术也可缓解，甚至治愈。下面，我们来了解一下踝关节推拿与运动疗法。

本方法适用于踝部疾病（踝关节骨折后关节僵硬、软骨损伤、韧带损伤、肌腱损伤、踝关节滑膜炎症等）患者进行按摩和功能锻炼；亦适用于健康人进行锻炼，长期坚持，能有效预防踝部疾病的发生。

## 一、揉按穴位法

简便取穴：昆仑穴位于足部外踝后方，在外踝顶点与脚跟相连线的中央。功效：通经止痛，祛瘀通降。

解溪穴位于足背，在足背与小腿交界处的横纹中央凹陷处。功效：镇静安神，舒经活络。

阿是穴位于痛点，压痛点取穴。功效：疏通经络。

　　患者取端坐或站立位，以健侧的拇指指腹按压于患侧肘部的穴位（昆仑穴、解溪穴、阿是穴）上，进行揉按（图 10-1），动作轻柔，力度由轻到重，以有酸胀感为宜，每个穴位每次 1~2 分钟。

　　作用：刺激穴位，疏通经络。

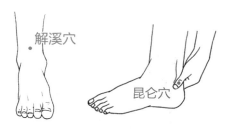

图 10-1　揉按穴位法

## 二、拍打法

　　患者取端坐或站立位，健侧的手微微握拳，用拳的掌侧轻轻叩击小腿肌肉（图 10-2），踝关节放松，力度适中，动作均匀，每分钟 50~90 次，每次 1~2 分钟。

　　作用：舒筋活络，行气活血。

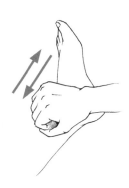

图 10-2　拍打法

### 三、摇踝法

患者取坐位，用一手握住足背部，另一手握小腿下部，旋转摇动踝关节约 1~2 分钟，手法应轻柔，逐步增大摇动范围（图 10-3）。

作用：通利关节，松解粘连，改善踝关节活动度。

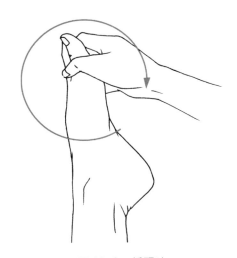

图 10-3　摇踝法

### 四、写字法

移动踝和足，在地板上写字母表上的每个字母。使小腿伸直，膝关节和踝关节不要伸直（图 10-4）。所写字母开始较小，随着踝关节功能的改善就会变得大了。

作用：协调肢体，松解粘连，改善踝关节活动度。

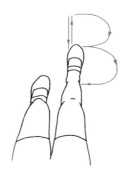

图 10-4　写字法

## 五、揉踝法

患者取坐位，患侧踝关节放于另一侧膝关节上，在踝关节轻度内翻姿势下，用食、中指推揉外踝周围软组织，每次 3~5 分钟（图 10-5）；用拇指推揉内踝周围软组织，每次 3~5 分钟（图 10-6）。

作用：疏通经络，行气活血。

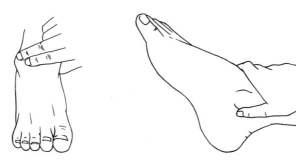

图 10-5　揉踝法（揉外踝）　　　图 10-6　揉踝法（揉内踝）

## 六、毛巾拉足法

坐着伸直腿，用毛巾圈住足部，向后拉，拉到肌肉有绷紧的感觉，而不是疼痛，然后放松（图 10-7）。每次保持这种绷紧的状态 20~25 秒钟，一天重复这种锻炼 3 次。

作用：拉伸肌肉，松解粘连，行气活血。

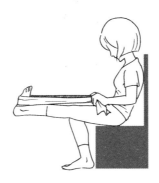

图 10-7　毛巾拉足法

## 七、放射性按摩法

患者坐在椅子上，踝关节外展，用手掌托住脚跟，用拇指在外踝下方与跟腱之间往下做放射性推，每分钟 30~60 次（图 10-8）。

作用：疏通经络，松解粘连，行气活血，纠正骨错缝。

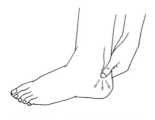

图 10-8　放射性按摩法

## 八、跟腱周揉推法

将大拇指放在跟骨结节内侧处，往上揉推至 6cm，反复揉推，每分钟揉推 30~60 次；后改为从跟骨结节外侧往上揉推至 6cm，反复揉推，每分钟揉推 30~60 次（图 10-9）。

作用：疏通经络，行气活血，舒筋活络。

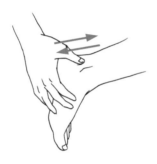

图 10-9　跟腱周揉推法

## 九、平地颠足法

自然站立，肢体放松，双脚平行贴地，与肩同宽，前脚掌抓地支撑，缓慢地尽量向前提起脚跟，稍停片刻，放松复原（图 10-10）。每分钟 20~30 次。

作用：通利关节，改善踝关节活动度。

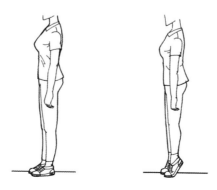

图 10-10　平地颠足法

　　本章治疗方法针对陈旧性踝关节扭伤、术后踝关节运动功能障碍效果比较理想。避免操之过急，要量力而行。定时做适当的运动，以避免关节僵硬，有利于骨折的愈合。运动时要注意安全。夜间抬高患肢，以利于静脉回流，促进血液循环。肥胖的老年人有必要运动减肥，以减轻体重对足跟的压迫。有平足者可在足底中央垫一软垫，软垫高度为 2~3cm，中央高前后渐平，呈斜坡状，以缓解脚痛。老年人常见足跟痛主要表现为单侧或双侧足跟或脚底酸胀，有针刺样疼痛，局部无肿胀，皮色不变。应该避免长时间站立和行走，足跟部垫厚的软垫以保护，避免穿着薄底布鞋。

　　每天推拿和功能锻炼 1~2 次，每次可分别选择 6~7 项锻炼法，每次锻炼时间控制在 10~20 分钟，平时踝关节注意保暖。

# 第十一章

# 脊柱推拿与运动疗法

本方法适用于脊柱疾病（增生性脊椎炎，颈腰背筋膜炎，脊椎韧带损伤恢复期，脊椎骨折与脱位中后期，陈旧性外伤型脊椎病，脊椎反弓变形，颈椎、胸椎、腰椎、骶椎外伤手术后遗症，骶髂关节损伤后遗症，骨盆损伤综合征，强直性脊柱炎，颈椎、胸椎、腰椎间盘突出症，椎管狭窄症等）患者进行按摩和运动锻炼；亦适用于健康人进行锻炼，长期坚持，能有效预防脊柱疾病的发生。

## 一、揉按肾俞穴法

简易取穴：肾俞穴位于腰部，在和肚脐同一水平线的脊柱左右旁开 1.5 寸处（拇指指关节的宽度作为 1 寸；食指、中指、无名指和小指四指并拢，四指横量作为 3 寸，以此取穴比量，下文相同不再标注）。功效：补肾培元，强筋壮腰，补虚疗损。

站立位，两手握拳，掌心向后，用第二掌指关节紧按肾俞穴。以肘关节为支点，摆动前臂向内或向外旋转，带动腕关节，使掌指关节旋转揉按，以有酸胀感为宜（图 11-1）。每分钟 60~100 次，每次 2~3 分钟。

作用：刺激穴位，补肾培元。

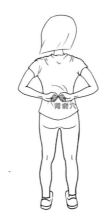

图 11-1　揉按肾俞穴法

## 二、美女插秧法

患者取站立位，两足与肩同宽，两眼平视，将双上肢放置于身体右侧，然后向左侧甩，双上肢带动躯体自然旋转，左右往返交替，反复 10~20 次（图 11-2）。

作用：放松肌肉，增强腰肌肌力，增加脊柱活动度。

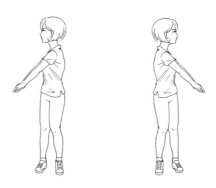

图 11-2　美女插秧法

### 三、鱼游潜海法

患者取平卧位，两足并齐，膝关节伸直，双手放置于枕后且手指交叉，臀部微微抬起，身体向左右两边往返移动，类似金鱼游动的样子（图11-3），反复10~20次。

作用：增强腰背肌，改善脊柱活动度。

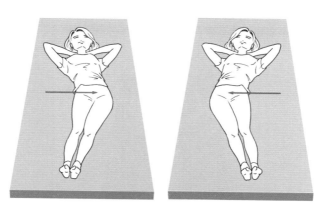

图11-3　鱼游潜海法

### 四、开天阔地法

患者取平卧位，双手在胸前合拢，下肢屈膝，双足心合拢，然后双手上举至头顶后两掌心向外展、内收至胸前再合拢，双腿向下滑伸直，这连贯的动作类似青蛙游泳一样（图11-4），反复10~20次。

作用：放松肌肉，增强四肢肌力，协调肢体。

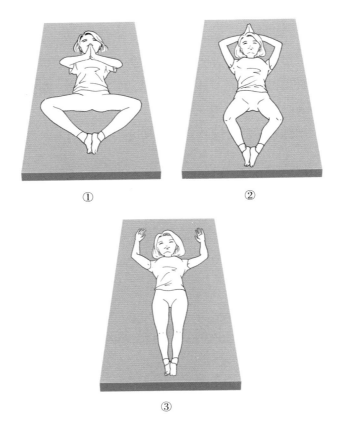

图 11-4　开天阔地法

## 五、猫弓背法

患者双膝跪地，双手与肩同宽，支撑地面。然后吸气，抬头，先塌腰，后塌背，然后臀部向上翘起，保持 5~10 秒后呼气，低头，脊柱呈弓形，拱背，保持 5~10 秒。反复 10~20 次（图 11-5）。作用：拉伸肌肉，增强腰背肌肌力，改善脊柱曲度。

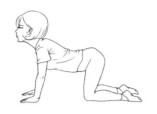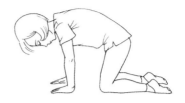

图 11-5　猫弓背法

## 六、面壁幻椅法

面对墙壁，双脚并拢（开始时可分开与肩同宽），脚尖与墙根接触，周身中正，双手自然下垂，然后下蹲。蹲时两肩前扣，含胸，鼻尖触墙，头不可后仰，腰向后突，不得前塌，蹲到大腿呈水平状态时，可以停留片刻再往下蹲，蹲到极限再慢慢上升站起，起时鼻尖也要触墙（图 11-6）。每天反复 10~20 次。

作用：纠正不良站姿，改善脊柱曲度。

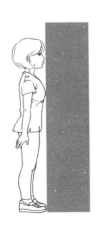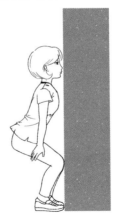

图 11-6　面壁幻椅法

## 七、掌背叩击法

站立位，两手四指自然伸直，拇指对掌心，用第一、二掌骨骨间肌及第一、二掌骨的背侧叩击胸腰骶棘肌外侧。腕关节放松，手法均匀，用力适度（图 11-7）。每分钟 50~60 次，每次做 2~3 分钟。

作用：舒筋活络，行气活血。

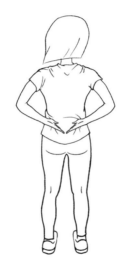

图 11-7　掌背叩击法

## 八、力透龙桥法

坐在床上，并腿屈髋屈膝，两手环抱住小腿上段，自然呼吸，收腹弓背，身体从骶部触及床面，然后依次滚到骶部、腰椎、胸椎、颈椎，脚尖朝上，渐渐地双脚越过头，视体质自定脚尖是否接触床面（图 11-8）。

作用：放松肌肉，增强腰背肌肌力，改善脊柱曲度。

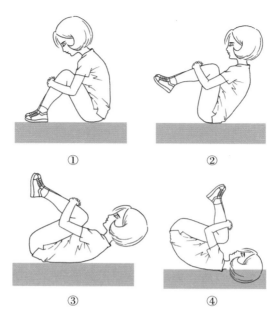

① ② ③ ④

图 11-8　力透龙桥法

　　我们要把脊柱看成一个整体，而不仅是局限于颈椎、胸椎、腰椎、骨盆的局部分段。要根据脊柱生物力学原理及自身特点，结合中医的整体观念及辨证施治来体现推拿与运动疗法全过程。推拿是对肌肉的放松治疗，以维持脊柱的代偿性平衡状态，由此解除致病因素，脊柱重新恢复到相对平衡状态，达到临床治疗目的。

　　每天推拿和运动锻炼 1~2 次，每次可分别选择 6~7 项锻炼法，每次锻炼时间控制在 10~20 分钟，平时注意保暖。

# 后 记

　　到此，《颈肩肘腰腿疾病推拿与运动疗法图解》的介绍就要告一段落了，全书编写力求系统完整、层次清晰、语言精练、图文并茂。由于篇幅、认知的局限，本书肯定有遗珠之憾，但滴水也能折射出阳光。郑润杰主任身怀瑰宝，而不自秘，知救死扶伤之难，为普济病患，故率领团队，集思广益，不辞辛苦，编著此书。在这里，我们可以领略到郑润杰主任 42 年临床经验之精华，从脊柱、颈椎、肩关节、肘关节、腰椎、膝关节到踝关节，系统地介绍了推拿与运动疗法的适应证、操作要领和注意事项，其操作简便、实用。

　　骨伤科学是中医学伟大宝库中一颗璀璨的明珠。推拿手法对于治疗骨关节损伤及后遗症，有着药物疗法无法比拟的效果。肖鲁伟教授对本书提出了许多宝贵修改意见，我们一一采纳，使本书内容更加完善，更具科学性，在此表示真挚感谢。本书既吸取了中医学的精华，又结合了数十年的临床经验，希望能让更多的同道和广大群众受益。

# 参 考 文 献

［1］吴云定．实用整骨推拿手册［M］.上海：上海科技教育出版社，1995.

［2］刘向前．颈项肩臂痛古方集注［J］. 北京：人民军医出版社，2007.

［3］马原，李栎，买买提艾力·尼亚孜．青少年颈椎保健手册［M］. 北京：人民军医出版社，2015.

［4］严振国．正常人体解剖学［J］. 北京：中国中医药出版社，2003.

［5］王海泉，王秀军．腰椎间盘突出症的防治［M］. 北京：金盾出版社，2000.

［6］金福兴．颈肩腰腿痛效方300首［M］. 北京：科学技术文献出版社，1997.

［7］赵熠宸，程博．颈肩腰腿痛妙法良方［J］. 北京：化学工业出版社，2015.

［8］杨朝义．70个常用重要穴位临证精解［J］. 北京：中国医药科技出版社，2017.

［9］王雷，王遵来，王爱芹．中国整脊术［M］. 天津：天津科技翻译出版公司，2010.

［10］施杞．颈椎病与腰椎病［M］. 上海：上海科学普及出版社，2002.